MÉMOIRE

SUR

DE NOUVEAUX INSTRUMENS.

IMPRIMERIE DE C. THUAU,
Rue du Cloître-Saint-Benoît, n° 4.

MÉMOIRE

SUR

DE NOUVEAUX INSTRUMENS

PROPRES A FACILITER

LA LIGATURE DES POLYPES

QUI NAISSENT DE LA BASE DU CRANE;

PRÉCÉDÉ DE QUELQUES CONSIDÉRATIONS SUR LES VARIÉTÉS DE CETTE MALADIE, ET SUR LES DIVERS MODES DE TRAITEMENT EMPLOYÉS CONTRE ELLES JUSQU'A CE JOUR.

PAR A. FÉLIX HATIN,

DOCTEUR EN MÉDECINE DE LA FACULTÉ DE PARIS, EX-CHIRURGIEN INTERNE DES HÔPITAUX, MEMBRE ET SECRÉTAIRE ADJOINT DE L'ACADÉMIE SPÉCIALE D'ACCOUCHEMENS.

Homo sum et humani a me
nihil alienum puto.
TÉRENCE.

PARIS,

CHEZ L'AUTEUR,

RUE DE SÈVRES, N° 31;

Et dans toutes les librairies médicales de Paris.

1829.

A Monsieur

LE BARON **DUPUYTREN**,

PREMIER CHIRURGIEN DU ROI ET DE L'HÔTEL-DIEU, PROFESSEUR A LA FACULTÉ DE MÉDECINE DE PARIS, MEMBRE DE L'INSTITUT ET DE L'ACADÉMIE ROYALE DE MÉDECINE, DE L'ORDRE ROYAL DE LA LÉGION D'HONNEUR, DE CELUI DE SAINT-MICHEL, ETC., ETC.

Témoignage public de ma Reconnaissance.

F. HATIN.

MÉMOIRE

SUR

DE NOUVEAUX INSTRUMENS

PROPRES A FACILITER

LA LIGATURE DES POLYPES

QUI NAISSENT DE LA BASE DU CRANE.

De toutes les maladies qui affligent la triste humanité, il en est peu de plus cruelles que certaines espèces de polypes. En effet, ce n'est point assez qu'elles déforment le nez, chassent les yeux de leurs orbites, occasionnent un larmoyement continuel, rendent la voix rauque et nasillarde; abandonnées à elles-mêmes, elles conduisent encore sûrement à la mort, à travers les angoisses d'une longue agonie.

Plusieurs méthodes, à chacune desquelles se rapportent divers procédés, ont été imaginées pour la guérison des polypes du nez et de la gorge.

Parmi ces méthodes, celle de la ligature joue un des premiers rôles. C'est de celle-ci que nous nous occuperons spécialement, attendu que les instrumens que nous avons imaginés n'ont d'autre but que d'en rendre l'exécution plus facile et plus prompte.

Toutefois, nous ne croyons pas inutile de passer en revue les variétés des polypes, ainsi que les diverses méthodes de les attaquer et les différens procédés qui s'y rapportent. Les descriptions que nous en donnerons seront aussi succinctes que possible; elles nous conduiront naturellement à l'objet principal de ce Mémoire, et ajouteront peut-être quelque chose à son utilité.

Je n'examinerai point si le nom de polype (1) donné à plusieurs espèces de tumeurs qui n'ont de commun entre elles que la région où elles se développent, convient à toutes également; et si ce nom tire son origine de la ressemblance qu'on a cru leur trouver avec certains zoophytes (les polypes de mer) soit à cause de leurs embranchemens multipliés, soit en raison de la faculté qu'ils ont de se reproduire après avoir été coupés. Quoi qu'il en soit de l'origine de ce nom employé par Galien, Paul d'Égine, Palucci, il est arrivé jusqu'à nous; nous l'employons pour désigner une excroissance développée tantôt sur la membrane muqueuse elle-même, tantôt aux dépens du feuillet fibreux qui la revêt en certaines parties du corps, et nous en distinguons les variétés en ajoutant au mot polype une épithète qui en désigne la nature. Ainsi nous admettons des polypes vésiculeux, sarcomateux, granuleux, fongueux et enfin des polypes fibreux.

De ces cinq espèces de polypes assez généralement admises, on devrait, ce me semble, retrancher la quatrième; car tantôt les fongosités ne sont que le résultat

---

(1) Πολύπους de πολυς beaucoup, et de πους pied.

de la dégénérescence et de l'ulcération de la membrane qui revêt les autres polypes, et ainsi ne sauraient constituer une espèce particulière ; tantôt elles s'élèvent d'un point ulcéré de la membrane muqueuse et ne méritent pas le nom de polype, à moins qu'on ne veuille étendre ce nom aux végétations fongueuses qui s'élèvent de la surface des plaies et des ulcères.

Ces végétations que Levret désignait sous le nom de polypes vivaces manquent d'ailleurs de pédicule et n'ont point de membrane propre, circonstances qui doivent encore les éloigner des véritables polypes.

Je m'abstiendrai donc de parler de ces végétations auxquelles, du reste, ne sauraient être appliqués les nouveaux moyens que je me propose de faire connaître dans ce Mémoire.

CHAPITRE Ier.

Des Polypes du nez et de la gorge en particulier.

§ Ier. Des Polypes muqueux.

Les polypes muqueux, qu'on nomme encore vésiculeux, composent à eux seuls l'ordre des polypes mous des auteurs. Ils tirent ces différens noms des caractères physiques que présente leur texture. Ils sont en effet composés d'un tissu mou, homogène, transparent, et sont divisés intérieurement en plusieurs loges contenant une assez grande quantité de sérosité. La membrane pellucide, muciforme, qui revêt ces polypes et fournit les diverses cloisons qui forment les cellules intérieures se rompt sous la moindre pression et laisse écouler le liquide qu'elle renferme.

La surface des polypes muqueux, un peu inégale et luisante, est parcourue par quelques vaisseaux d'une extrême ténuité. Ces vaisseaux se font surtout remarquer sur le pédicule de la tumeur. La couleur des polypes muqueux est le gris blanchâtre ou jaunâtre. Leur forme est en général conoïde ; ils sont par fois agglomérés et représentent des sortes de grappes qui pendent tantôt des cornets du nez, tantôt de lames osseuses accidentelles dont l'existence est assez commune et se rencontre particulièrement avec cette espèce de polypes (1) ; du reste, quand ils sont parvenus à un certain développement, ils se modèlent sur la cavité dans laquelle ils se trouvent, au lieu d'en déjeter les parois à l'instar des polypes durs. On s'accorde à leur reconnaître des propriétés hygrométriques, de sorte qu'ils augmentent de volume lorsque l'atmosphère est humide, et diminuent lorsqu'elle est sèche.

Les polypes muqueux sont ordinairement multiples et croissent avec rapidité. Ils naissent de tous les points

---

(1) Il est peu de médecins qui dans le cours de leurs dissections n'aient rencontré ces lames osseuses accidentelles qui accompagnent les polypes. M. Dupuytren les a signalées dans une de ses leçons cliniques, et dernièrement encore il en rencontra plusieurs chez un jeune homme. Elles provenaient de la cloison, et ainsi ne pouvaient être prises pour les cornets du nez. Ces lames étaient transparentes et revêtues d'une membrane d'apparence fibreuse, qui se continuait avec la grappe de polypes vésiculeux qu'elles semblaient soutenir.

Examinées à la loupe, ces productions osseuses accidentelles ne m'offrirent aucune trace de fibres du reste leur durté, leur couleur, leur peu de exibilité étaient parfaitement celles des os.

de la membrane pituitaire ; ils sont parfaitement indolens et ne dégénèrent que difficilement.

Le mode de traitement de ces polypes le plus généralement adopté est l'arrachement. Je m'en tiendrai donc à cet exposé succinct, puisque c'est des polypes susceptibles d'être liés que je dois m'occuper spécialement.

§ II. Des Polypes sarcomateux.

Les polypes sarcomateux appartiennent surtout aux fosses nasales. Ils ont une couleur rouge plus ou moins foncée, et même quelquefois livide, à cause du grand nombre de vaisseaux qui se ramifient à leur surface. Leur forme varie, mais ressemble en général à celle d'une poire. Cependant ils s'implantent quelquefois sur la muqueuse nasale par une large base et même par plusieurs racines. On conçoit qu'alors ils ne doivent plus être pyriformes.

La substance des polypes sarcomateux est formée d'une masse d'apparence homogène, d'un tissu cellulaire très-dense parcouru par des stries fibreuses qui semblent diviser la tumeur en plusieurs lobes ; ils sont recouverts extérieurement d'une membrane luisante et assez solide. Celle-ci, lisse, unie dans les premiers temps, se sillonne plus tard d'entailles à travers lesquelles s'élèvent ces végétations fongueuses dont on a cru devoir faire une espèce particulière de polypes. Ces fongosités fournissent au moindre contact, et quelquefois même spontanément, des hémorrhagies plus ou moins abondantes, mais qui par leur fréquence deviennent toujours funestes aux malades.

La consistance des polypes sarcomateux assez ferme dans la première période ne tarde pas à diminuer ; leur tissu se ramollit, des ulcérations surviennent et fournissent un pus sanieux, ichoreux, plus ou moins fétide et souvent mêlé de sang. Arrivés à ce degré de dégénérescence, ils ne bornent plus leur action à la pituitaire, mais étendent leurs ravages aux cartilages, aux os même qu'ils transforment, à l'instar des cancers, en une matière pultacée, grisâtre, et dans laquelle on ne retrouve plus de traces d'organisation.

Le malade, miné par la fréquence des hémorrhagies, par l'abondance de la suppuration, par la continuité des douleurs que ces sortes de polypes occasionnent, voit bientôt sa constitution se détériorer, ses forces l'abandonner, le sommeil fuir ses paupières. Une fièvre hectique, des sueurs colliquatives le font passer par les divers degrés du marasme ; il s'incline lentement vers la tombe, et long-temps avant d'y descendre, ses regards mourans se tournent avec effroi vers la faux de la mort toujours menaçante et toujours prête à l'atteindre.

§ III. Des Polypes granuleux.

Les polypes granuleux sont beaucoup plus rares que les précédens : on les nomme ainsi à cause de leur aspect. Ils se présentent en effet sous la forme de grains blanchâtres, jaunâtres ou légèrement rosés, disséminés ordinairement sur la membrane pituitaire, mais quelquefois agglomérés de manière à représenter assez bien l'aspect d'un chou-fleur. Ils sont donc peu volumineux, croissent lentement et ne causent que de médiocres douleurs ; ils sont tous pédiculés et se détachent assez facilement de la pituitaire sur laquelle ils s'implantent. Ils se composent d'un tissu blanc, homogène, lardacé, recouvert par une membrane très-fine, sur laquelle on ne voit point de traces de vaisseaux, non plus que dans la substance intérieure.

On a remarqué que ces polypes avaient une grande tendance à dégénérer en cancer, et que cette fatale terminaison avait lieu plus sûrement et plus promptement si le traitement mis en usage pour les combattre était emprunté aux irritans, aux caustiques ou aux escharrotiques.

La facilité avec laquelle ces polypes se détachent semble indiquer que l'arrachement est la méthode la plus facile et la plus convenable de les attaquer.

§ IV. Des Polypes fibreux.

Les polypes fibreux, étrangers à la membrane muqueuse, au-dessous de laquelle ils se développent, naissent du tissu fibreux qui la revêt dans les fosses nasales et à la paroi supérieure du pharynx, et ne semblent qu'une hypertrophie de ce tissu. Ils peuvent tirer leur origine de tous les points des fosses nasales et du pharynx; mais on remarque qu'ils affectent en général une sorte de préférence pour la paroi externe des narines, la base du crâne et la face interne des apophyses ptérigoïdes.

Les polypes fibreux sont des tumeurs d'aspect nacré ou tendineux, ordinairement lisses, par fois bosselées, mais non inégales; dures comme les fibro-cartilages intervertébraux, d'une pesanteur spécifique considérable.

La force de cohésion qui unit leurs molécules est extrême, de sorte qu'elles résistent aux tractions les plus violentes.

Elles crient sous le scalpel qui les divise, fournissent fort peu de sang, car les vaisseaux sanguins que l'on remarque à leur surface et dans leur intérieur sont peu développés. Si, après avoir entamé ces tumeurs, on examine leur texture, on voit qu'elles sont formées de fibres concentriques réunies entre elles par un tissu cellulaire dense et serré; chacune de ces fibres n'embrasse pas la totalité de la circonférence de la tumeur, mais forme seulement un arc de cercle et s'entre croise avec ses congénères.

Les polypes fibreux, comme on le voit, sont formés de tissu fibreux et de tissu cellulaire parcourus ordinairement par une petite quantité de vaisseaux sanguins.

Ils peuvent être divisés en deux classes caractérisées par la prédominance de l'un ou de l'autre des deux élémens qui les composent, et par l'espèce de dégénérescence qu'ils affectent.

Les polypes, dans la composition desquels l'élément fibreux prédomine, ont généralement peu de tendance à dégénérer; et, s'ils subissent quelque métamorphose, c'est en tissus osseux ou cartilagineux qu'ils se transforment.

Les tumeurs fibreuses où l'élément celluleux prédomine contiennent ordinairement une quantité de sérosité plus ou moins considérable, dégénèrent plus facilement que les précédens, et finissent par se transformer en un véritable carcinome. Cette métamorphose opérée, l'élément vasculaire devient aussi abondant dans la tumeur carcinomateuse qu'il l'était peu dans le polype fibreux. Par suite d'un travail inconnu dans son essence, mais incontestable dans ses résultats, la texture serrée, fibreuse, qui formait un des principaux caractères de cette espèce de polype, est changée en une matière inorganique, pultacée, grisâtre, et qu'on a désignée par le nom d'encéphaloïde, à cause de sa ressemblance avec le cerveau d'un jeune enfant.

Ces tumeurs finissent par s'ulcérer et fournissent alors des écoulemens tantôt purulens et fétides, tantôt de veritables hémorrhagies, et entraînent les suites funestes que nous avons signalées à l'article des polypes sarcomateux.

Ces ulcérations, toutefois, commencent par les parties du polype les plus éloignées du point de son insertion. Elles sont long-temps bornées à ces parties, et de ce fait important à connaître, signalé par M. Dupuytren; il résulte que long-temps après leur apparition on peut encore attaquer le polype par l'arrachement ou la ligature.

Mais, avant d'arriver à ce degré de dégénérescence, les polypes fibreux ont acquis un volume considérable. Tantôt ils se sont portés dans les narines et en ont écarté les parois; tantôt ils ont pénétré dans le sinus maxillaire, perforé le plancher de l'orbite, délogé l'œil de sa cavité, ou bien ils se sont fait jour à travers le bord dentaire en chassant les dents de leurs alvéoles. On les a vus user le plancher des fosses nasales et venir faire saillie dans la bouche à travers la voûte palatine, d'autres fois remplir l'arrière-gorge, abaisser le voile du palais et gêner fortement la respiration; plus rarement enfin on les a vus se porter jusque dans les fosses zygomatiques et temporales.

Les polypes fibreux des fosses nasales sont ordinairement pédiculés; mais, lorsqu'ils ont acquis un grand développement et qu'ils ont envoyé des prolongemens en différens sens, il devient très-difficile de s'assurer du lieu d'implantation du pédicule. Dans la plupart des cas, il naît de la base du crâne ou des environs des trompes gutturales.

On conçoit aisément, d'après cet exposé, qu'il existe des polypes parvenus à de tels degrés de dégénérescence ou de développement qu'il est impossible d'en débarrasser les malades, et qu'il en est d'autres, au contraire, qui peuvent être attaqués avec succès par les moyens chirurgicaux. Règle générale : les polypes dont on peut saisir le pédicule sont curables et doivent être attaqués; tous ceux au contraire dont on ne peut atteindre qu'un embranchement doivent être respectés, car tout enlèvement partiel n'a d'autre résultat que d'amener une dégénérescence plus prompte.

Après avoir ainsi décrit les différentes espèces de polypes des fosses nasales et de la gorge, je vais passer en r evue les différentes méthodes employées dans le traitement de ces maladies, et arriver enfin à la description de mes instrumens et de leur mode d'application.

CHAPITRE II.

Des diverses méthodes employées dans le traitement des polypes du nez et de la gorge.

Les méthodes employées dans le traitement des polypes du nez et de la gorge, sont au nombre de six, savoir : l'exsiccation, l'excision, l'arrachement, le séton, la cautérisation, et la ligature.

§ Ier. De l'Exsiccation.

L'exsiccation est la méthode la moins énergique de toutes celles que nous venons d'énumérer. Elle ne convient guère que dans le traitement des polypes muqueux. Encore jouit-elle de si peu d'efficacité qu'on l'a presque abandonnée.

On obtient l'exsiccation en portant sur la tumeur des substances liquides ou solides, douées de propriétés astringentes.

Les plus usitées sont l'eau alumineuse, l'eau blanche, l'alcool, le vinaigre distillé, la poudre de noix de galle, l'écorce de grenade, d'orange ou de cyprès, auxquelles on ajoute quelquefois un peu d'alun ou de poudre de sabine.

La manière d'employer ces différentes substances est connue de tout le monde. Celles qui ne peuvent irriter que faiblement, telles que l'eau blanche, l'eau alumineuse et les différentes décoctions de plantes astringentes peuvent être aspirées simplement par le nez.

Celles qui agiraient beaucoup plus énergiquement sur les tissus, telles que l'alcool, le vinaigre distillé, etc., etc., devront être portées sur le polype à l'aide de bourdonnets suffisamment exprimés pour que la liqueur dont ils seront imprégnés ne puisse couler sur les parties environnantes.

Les substances pulvérulentes seront portées sur la tumeur, tantôt par insufflation et à l'aide d'un tuyau de plume ou d'un chalumeau, tantôt en en chargeant un bourdonnet humide que l'on conduira ensuite à l'aide de pinces jusque sur le polype.

§ II. De l'Excision.

L'excision remonte à une haute antiquité. Elle a été conseillée par Celse, Paul d'Égine, Albucasis. Les deux premiers voulaient qu'on portât un instrument tranchant dont la forme n'est pas bien déterminée (*ferramento in modum spathæ facto*) sur le pédicule du polype, et recommandaient surtout de ne point léser les cartilages du nez. Albucasis voulait qu'on attirât la tumeur au dehors avant d'en faire la résection.

Aretée et Marc-Aurèle Severin remplacèrent la spatule tranchante de Celse, par des espèces de tenailles incisives. Celles-ci pouvaient être introduites dans les narines sans risque d'en blesser les parois, puisqu'elles ne coupaient, à la manière des ciseaux, que par le rapprochement de leurs bords. L'invention de ces tenailles incisives est réclamée par Fabrice d'Aquapendente; mais si l'on en croit M.-A. Severin, il les a empruntées, ainsi que beaucoup d'autres choses, de Nicolini.

L'excision s'est perpétuée jusqu'à nous, et les praticiens ont inventé une foule d'instrumens que notre but n'est pas de décrire. Ils sont d'ailleurs tombés en désuétude, et dès le siècle dernier on ne se servait plus que de coûteaux en forme de croissant, de ciseaux et même de bistouris ordinaires. Nous dirons seulement que l'excision généralement redoutée à cause des hémorrhagies qu'elle entraîne, ne doit être pratiquée que lorsque le polype est pédiculé et situé assez près de la narine pour qu'en le tirant avec une airigne, on soit certain de ne diviser que le pédicule. Elle a cependant été pratiquée avec succès, quoique dans des circonstances tout-à-fait opposées. Mais alors l'impuissance des autres méthodes justifiait ce parti. Tel était le cas du polype excisé par Ledran, et qui faisait saillie à travers la narine antérieure, remplissait les fosses nasales et la partie supérieure du pharynx.

§ III. De l'Arrachement,

L'arrachement des polypes du nez est la méthode la plus communément employée de nos jours. Elle convient presque exclusivement dans la classe nombreuse des polypes muqueux, dans celles des polypes granuleux, et enfin dans la plupart des polypes fibreux ou sarcomateux.

Cette méthode remonte, comme la précédente, à une haute antiquité.

Quelques auteurs l'attribuent à Fabrice d'Aquapendente; mais, avant lui, Paré l'avait mise en pratique, et, Nicolas Florentinus, Dionis et M. A Severin en font honneur à Albucasis.

On se servait autrefois d'un *speculum nasi*, à l'aide duquel on dilatait la narine afin de faciliter l'introduction de la pince. La base du polype saisie, on faisait exécuter à l'instrument un mouvement de rotation sur son axe, ce qui avait pour but de tordre le pédicule de la tumeur; et ensuite on l'attirait au dehors.

Mais il n'était pas toujours facile d'écarter les mors de la pince, assez pour bien saisir le polype.

Richter remédia à cet inconvénient en se servant de pinces dont les branches, comme celles du forceps, pouvaient être introduites séparément.

Lorsque le polype faisait une saillie considérable dans le pharynx, on allait le saisir et on le ramenait par la bouche.

Petit, Lafaye, Nessi ont donné le conseil de fendre le voile du palais, afin de rendre cette opération plus facile.

Une autre manière d'arracher les polypes du nez, conseillée par Morand, consistait à introduire le doigt indicateur d'une main dans la narine, et celui de l'autre main derrière le voile du palais, à imprimer à la tumeur des mouvemens d'avant en arrière et d'arrière en avant, jusqu'à ce qu'elle cédât.

Ce dernier procédé, employé par son auteur et par Sabatier est, de l'avis de ce dernier, simple et facile; mais il n'est praticable que lorsque la tumeur est située dans la partie la plus déclive des fosses nasales, et lorsqu'elle offre un certain degré de consistance.

Les procédés employés de nos jours ressemblent beaucoup à ceux des anciens; seulement ils ont été perfectionnés par les différens praticiens qui les ont mis en usage.

On ne se sert plus guère du *speculum nasi*, mais en revanche on introduit deux doigts dans l'arrière-gorge, et ceux-ci ont l'extrême avantage de guider la pince introduite par la narine et de placer en quelque sorte la tumeur entre ses mors. Cette modification qu'on ne saurait trop louer, est surtout recommandée par notre honorable professeur le baron Dupuytren.

Le même praticien a reculé les bornes de l'art, relatives à l'arrachement de ces énormes polypes fibreux dont nous avons emprunté les caractères à ses savantes leçons, et qui se développent dans les fosses nasales en envoyant des prolongemens dans tous les sens.

Ainsi, chez un jeune homme affecté d'un polype fibreux qui remplissait la narine et le sinus maxillaire correspondant (celui-ci perforé dans sa partie antérieure, donnait passage à un prolongement de la tumeur qui venait soulever la joue, et avait le volume du poing d'un adulte), il alla attaquer la portion du polype qui avait détruit la paroi antérieure du sinus maxillaire, et qui faisait saillie dans la bouche, et parvint, à l'aide de fortes tractions, à séparer ce principal embranchement du polype.

Dix jours après il attaqua la portion qui remplissait la narine, et parvint à débarrasser complètement le malade.

La méthode de l'arrachement appliquée aux polypes fibreux et sarcomateux a plusieurs inconvéniens.

D'abord elle est excessivement douloureuse; ensuite elle est ordinairement suivie d'hémorrhagie, enfin lorsque la tumeur naît de la base du crâne, les tractions qu'on opère sur elle peuvent déterminer une inflammation qui se propagera aux méninges et u cerveau, et donnera lieu aux suites les plus funestes.

§ IV. Du Séton.

Le séton, comme moyen propre à détruire les polypes et mieux les parties du polype échappées à l'arrachement, a été conseillé par Paul d'Egine. Ce séton consistait d'abord en un cordon d'un volume médiocre et garni de nœuds. Il était passé dans la narine malade, et, à l'aide des mouvemens qu'on lui communiquait, on espérait détruire les restes du polype; mais, pour que cet effet eût lieu, il aurait fallu que le polype s'implantât sur le plancher des fosses nasales, et c'est là un des cas les plus rares. Fabrice d'Aquapendente a bien fait sentir le défaut de ce procédé, et l'a abandonné.

Levret cependant a voulu perfectionner la méthode du séton, en remplaçant le cordon garni de nœuds par une tige d'argent mince et flexible, sur laquelle un fil de laiton était contourné en spirale.

On ne dit pas que personne ait fait usage de ce procédé, non plus que de celui de Paul d'Egine.

Ledran imagina plus tard un procédé qui peut être rapporté à la méthode du séton; il attacha au fil qui lui servait de séton, deux bourdonnets de charpie, l'un sec pour absterger la narine, l'autre enduit de digestif pour faire suppurer et fondre le polype.

Enfin, Goulard de Montpellier a présenté à l'Académie des sciences de Paris plusieurs instrumens propres à placer le séton; mais, au rapport de Sabatier, ils étaient très-défectueux, et ne furent pas adoptés.

Tous ces moyens sont tombés en désuétude, et le séton ne peut plus guère être mentionné que dans la partie historique du traitement des polypes.

§ V. De la Cautérisation.

La cautérisation est une méthode à peu près abandonnée : jadis elle fut employée, et c'est encore à Paul d'Egine qu'il faut remonter pour en trouver l'origine; il la conseillait pour les polypes de mauvaise nature, sans indiquer le procédé qu'il suivait pour la mettre en pratique.

Mais on trouve dans les auteurs qui le suivirent des descriptions desquelles il résulte que l'on dilatait d'abord le nez à l'aide d'un *speculum nasi*, et qu'on portait ensuite le fer rouge ou un cautère potentiel sur le polype à travers une canule de métal.

L'usage du fer rouge est généralement regardé comme excessivement dangereux, et cependant Richter attaqua avec succès par ce moyen un polype qui ne pouvait être saisi ni par des pinces, ni par des ligatures, et qui saignait au moindre contact. Acrel le recommande, et en cela il s'appuie sur sa propre expérience, dans les cas où les os sont atteints de carie. Il est bien probable qu'alors la tumeur n'est formée que de ces végétations fongueuses que nous avons rejetées de la classe des polypes.

Les Arabes ont donné le conseil de porter le cautère actuel sur tout autre point que le siége de la maladie elle-même. Albucasis recommandait de faire trois escharres à la partie antérieure de la tête, au-dessus des sourcils. Le résultat de ces cautérisations était, suivant lui, de détruire toute disposition à la production du polype. M. A. Séverin a recommandé cette pratique, mais on voit, dès le premier abord, que si elle est propre à prévenir la formation d'un polype, elle est tout-à-fait inapte à le guérir lorsqu'il est développé. Ce moyen rentre donc dans les moyens préservatifs, et ne saurait être employé que pour prévenir la reproduction d'un polype guéri par une autre méthode.

Le cautère potentiel a moins d'inconvéniens que le fer rouge; l'irritation qu'il détermine dans les parties environnantes n'est jamais aussi vive et ne se propage pas aussi loin que celle qui résulte de l'application du cautère actuel. Toutefois ces deux procédés ont de commun de porter sur les parties du polype qui échappent à leur action, une grande tendance à dégénérer. Aussi ne doivent-ils être employés que lorsqu'on a la certitude de détruire en quelques applications la totalité de la tumeur.

§ VI. De la ligature.

Hippocrate, dit-on, conçut la possibilité de lier les polypes du nez; il recommandait de le faire à l'aide d'un fil de soie et de couper ensuite la tumeur au-dessous de la ligature. Mais il faut arriver jusqu'à l'année 1628 pour trouver une description claire et précise de cette opération. C'est à cette époque, en effet, que Glandorp publia son Traité des Polypes du nez (1). Il tirait le polype hors de la narine à l'aide de tenettes, et l'embrassait ensuite avec un fil de soie enduit de cérat.

Dionis trouva moyen de porter une ligature sur le pédicule des polypes du nez sans être obligé de les attirer hors de la narine. Voici quel était son procédé. Il prenait un gros cordon de fil ciré, et en formait un nœud simple autour d'une espèce de pince à bec-de-corbin.

Les choses ainsi disposées, il saisissait la tumeur à l'aide de la pince, et faisait glisser sur elle le nœud dont nous avons parlé. Cela fait, une des extrémités du cordon était passée dans une aiguille courbe de plomb ou de fil de laiton, et conduite par la narine jusque dans

(1) *Tractatus de Polypo narium, affectu gravissimo observationibus illustratus.*

l'arrière-bouche où l'on allait la saisir. En tirant simultanément cette extrémité et celle qui sortait par la narine antérieure, on serrait le nœud autant qu'on le voulait.

Heïster blâmait le procédé d'Hippocrate et de Glandorp, et regardait au moins comme inutile la résection qu'ils faisaient de la tumeur après la ligature. Pour embrasser le pédicule du polype, il se servait d'une aiguille courbe portée sur un long manche et percée dans son extrémité pour recevoir un cordonnet de fil.

A peu près à la même époque, Levret inventa son double cylindre, et quelques années plus tard (1768). Palucci publia de son côté (1) un procédé presqu'en tout semblable à celui de Levret.

Mais ces divers procédés ne s'appliquent qu'aux polypes des fosses nasales, et non à ceux qui naissent de la base du crâne ou du voisinage des trompes gutturales.

Brasdor est l'inventeur du premier procédé applicable à ces polypes. Ce procédé est arrivé jusqu'à nous, et n'a subi jusqu'à présent que des modifications plus ou moins ingénieuses.

Brasdor se servait de la sonde de Bellocq, du double cylindre de Levret et d'un fil d'argent fait de deux brins contournés en spirale, long de 8 à 10 pouces, et plié en anse à son milieu. Les extrémités de ce fil d'argent étaient recourbées en crochet et embrassées elles-mêmes par un fil de chanvre. Un autre fil de chanvre était fixé au milieu de l'anse formée par le fil d'argent.

---

(1) *Ratio facilis atque tuta curandi polypos narium.*

Les choses ainsi disposées, Brasdor introduisait la sonde de Bellocq dans la narine qui correspondait au polype, et la faisait arriver jusqu'au-delà du voile du palais; il appuyait alors sur la tige qui remplit cette sonde, et en faisait sortir le ressort qui, par le fait de sa courbure, venait faire saillie dans la bouche. Il fixait les bouts du fil qui embrassait les extrémités du fil d'argent, au bouton qui termine le ressort de la sonde, et en retirant celle-ci après avoir toutefois fait rentrer le ressort dans son intérieur, il amenait en même temps le fil de chanvre. Celui-ci entraînait à son tour les extrémités du fil d'argent et en attirait l'anse dans le fond de la bouche. C'est alors que Brasdor, à l'aide de l'indicateur introduit jusque dans le pharynx, s'efforçait de faire passer l'anse du fil d'argent autour du pédicule du polype.

Si, dès la première fois, il ne réussissait pas, il pouvait alors ramener l'anse dans la bouche à l'aide du fil de chanvre qui y était attaché.

Le polype embrassé, il ne restait plus qu'à passer les extrémités du fil d'argent dans le double cylindre de Levret, et à les tordre l'un sur l'autre en communiquant à l'instrument un mouvement de rotation sur son axe.

Ce procédé, comme nous l'avons déjà dit, est venu jusqu'à nous, et les seules modifications qu'il a subies ont porté sur les instrumens employés par son auteur. Ainsi de nos jours, on se sert assez communément d'une sonde de gomme élastique à la place de la sonde de Bellocq; le serre-nœud de Grœfe a remplacé le double cylindre de Levret, etc., etc.

Mais toutes ces modifications ne s'adressent point aux difficultés de l'opération

Celles-ci, en effet, ne consistent pas, chacun le sait, dans l'action de ramener les bouts de la ligature, de la bouche dans la narine, non plus que dans celle d'étreindre le polype une fois saisi; mais elles sont toutes dans celle de parvenir à comprendre la tumeur dans l'anse du fil.

Avec un peu d'attention on trouve bien vite la raison de ces difficultés. Les deux extrémités du fil d'argent, rapprochées de manière à former une anse, sont tirées par la même narine; n'est-il pas évident que par le fait même de la disposition des parties, l'anse tendra d'autant plus à s'effacer qu'elle s'approchera davantage de l'arrière-gorge, et qu'alors elle deviendra de beaucoup trop étroite pour admettre une tumeur d'un volume un peu considérable?

Une chose aussi simple semble n'avoir été sentie que par les modernes; du moins, ce n'est que de nos jours qu'on s'est efforcé de surmonter ces difficultés.

M. le professeur Dubois, par exemple, a imaginé de maintenir écartée l'anse du fil en passant ce fil dans un bout de sonde de gomme élastique long de plusieurs pouces, et à l'une des extrémités duquel est fixé un fil destiné à le retirer alors que le polype est saisi.

Ce moyen ingénieux maintient en effet l'anse du fil écartée, mais l'on concevra aisément qu'il doit échouer dans tous les cas où le polype ne fait qu'une médiocre saillie dans la gorge, et surtout lorsque sa forme étant conoïde, il s'insère par sa base à la voûte du crâne. Nous savons d'ailleurs qu'il a échoué plus d'une fois entre les mains de son habile auteur. Ainsi donc, quoiqu'il s'adresse à la principale difficulté, il ne saurait être apte à la surmonter dans la plupart des cas.

Un jeune médecin, dont je suis fâché d'ignorer le nom, m'a fait voir le dessin d'un instrument (1) destiné à porter une ligature autour du pédicule d'un polype. Autant que j'ai pu juger du mécanisme de cet instrument par une simple lithographie, il est composé d'une tige creuse, recourbée à l'une de ses extrémités, comme une sonde ordinaire, et logeant dans sa cavité trois branches de même forme, susceptibles de s'écarter lorsqu'on les fait sortir de la tige creuse qui leur sert de gaîne. Chacune de ces branches est percée, près de son extrémité, d'un trou dans lequel la ligature est passée. Par quel mécanisme cette dernière en sort-elle ensuite? Je l'ignore complètement. On voit que cet instrument avait pour effet de donner une anse aussi large que possible. Son auteur connaissait donc la cause de la difficulté de la ligature des polypes de la gorge, et pour cette raison j'aurais eu du plaisir à citer son nom parmi ceux qui se sont efforcés de la surmonter.

J'arrive enfin à la description de mes propres instrumens qui, d'ailleurs, n'ont de commun que le but, avec celui que je viens de citer.

L'extrême difficulté avec laquelle des praticiens habiles parvinrent à jeter la ligature sur plusieurs polypes de la gorge que j'eus occasion de voir depuis quelques années, me frappa chaque fois, et chaque fois me fit faire de sérieuses réflexions sur le moyen de surmonter cette extrême difficulté.

---

(1) Je n'ai vu ce dessin que le jour même où M. Dupuytren décrivit à sa leçon les instrumens que je lui avais proposés pour la ligature des polypes de l'arrière-gorge.

Je crus d'abord qu'à l'aide de deux doigts placés derrière le polype, leur face palmaire appuyant contre ce dernier, leur extrémité sur la base du crâne, on parviendrait tout à la fois à maintenir l'anse du fil écartée et à la conduire sur le pédicule du polype.

Je réfléchis bientôt que les doigts ne présentaient pas une surface assez lisse, assez polie, pour permettre à l'anse de cheminer aisément le long de leur face dorsale, de la bouche vers l'arrière-gorge, et que d'ailleurs l'opérateur se priverait ainsi de la possibilité d'aider la marche du fil, au moyen des doigts de l'autre main; je fis donc faire l'instrument suivant :

DESCRIPTION DE L'INSTRUMENT.

Il consiste en une simple lame d'acier mince et aplatie, longue de 5 pouces 7 lignes, terminée à l'une de ses extrémités par un manche long de 2 pouces 9 lignes environ, et à l'autre extrémité par une courbure à angle légèrement obtus de manière à representer une sorte de crochet dont la hauteur est de 18 lignes.

Cette lame d'acier présente dans tous ses points une épaisseur égale et qui ne dépasse pas 1/3 de ligne. Il n'en est pas de même de la largeur : celle-ci en effet va en augmentant du manche vers la courbure; ainsi, dans le premier de ces points (vers le manche), elle est de 5 lignes; 4 pouces plus loin, c'est-à-dire, à l'endroit ou la courbure commence, elle est de 11 lignes, et à l'extrémité du crochet elle a encore gagné deux lignes.

L'instrument, comme on le voit, peut se diviser en deux parties, une horizontale qui, le manche y compris, a 6 pouces 10 lignes de long, et une autre verticale qui a, comme nous l'avons déjà dit, 18 lignes de haut.

La partie horizontale de l'instrument est aplatie de haut en bas, et présente une légère courbure dont la convexité est en dessus et destinée à s'accommoder à la concavité de la voûte palatine.

La partie verticale est également aplatie, mais d'avant en arrière. L'une de ses faces regarde du côté du manche, et pour cette raison nous la nommerons antérieure; l'autre regarde en sens contraire, et mérite le nom de postérieure que nous lui donnons.

La face antérieure est légèrement concave, et cela dans le but de s'accommoder à la forme arrondie de la tumeur derrière laquelle elle devra être appliquée; la face postérieure au contraire est convexe, et parfaitement lisse, attendu qu'elle devra répondre à la concavité de la paroi postérieure du pharynx, et que c'est sur elle que glissera la ligature.

Ces deux faces sont réunies ou séparées par trois bords, dont deux latéraux mousses et arrondis, et un supérieur légèrement concave transversalement. Ce dernier est destiné à s'appliquer à la voûte du crâne.

Les deux angles qui résultent des bords latéraux avec le bord supérieur, sont arrondis de manière à ne pouvoir entamer les parties molles sur lesquelles ils seront appliqués.

MANIÈRE DE SE SERVIR DE CET INSTRUMENT.

Pour bien comprendre l'action de cet instrument, il faut d'abord se rappeler qu'il est construit pour les polypes qui partent de la base du crâne et non pour ceux qui naissent des parties latérales du pharynx (1) ; ainsi donc nous admettons que le polype est fixé à l'apophyse basilaire de l'occipital et descend plus ou moins bas dans la cavité du pharynx, et que c'est sur son pédicule qu'il s'agit de conduire la ligature. Voici comment il faut s'y prendre :

Les extrémités du fil d'argent ou du cordonnet de soie, ramenées, par la méthode ordinaire, de la bouche dans les narines, on fait passer le conducteur que j'ai décrit dans l'anse qui dans ce moment se trouve encore dans la cavité buccale; cela fait, le doigt indicateur de la main gauche est introduit dans l'arrière-gorge et jusque derrière le polype : sur ce doigt on fait glisser l'instrument dont le manche est retenu aussi élevé que possible, jusqu'au moment où l'on a franchi l'isthme du gosier. Le voile du palais une fois dépassé, on abaisse le manche de l'intrument, alors la partie verticale de ce dernier vient se placer sans la moindre difficulté entre le polype et la paroi postérieure du pharynx, et son bord supérieur s'applique à la voûte même du crâne.

L'aide, à qui les extrémités de la ligature, passées par l'une des narines, sont confiées, tirant sur celles-ci, l'anse chemine le long de la partie inférieure de l'instrument, attendu que le bord postérieur du plancher des narines forme en ce moment une espèce de poulie de

(1) Nous avons également imaginé des instrumens pour ces derniers; mais nous attendrons, pour les faire connaître, que l'expérience soit venue sanctionner leur utilité.

renvoi dont l'effet est d'attirer la ligature dans l'arrière-gorge. Le doigt de l'opérateur aide encore à ce mouvement, et c'est avec la plus grande facilité qu'il fait parcourir à l'anse du fil toute la courbure de l'instrument. Cependant la largeur de ce dernier a forcé cette anse à garder des dimensions capables d'admettre la totalité du polype ; cedernier est engagé dans l'aire que présente la ligature, il ne s'agit plus que de faire glisser celle-ci sur le pédicule de la tumeur et la chose est des plus simples. Abaissez le manche de l'instrument, et aussitôt sa partie verticale présentera un plan incliné de bas en haut et d'arrière en avant, sur lequel l'anse de la ligature glissera à l'aide de la moindre traction, et viendra de toute nécessité embrasser le pédicule du polype (1).

Mais l'instrument que je viens de faire connaître n'est applicable, comme chacun l'a pu deviner d'abord, qu'au petit nombre depolypesqui ne présentent qu'un médiocre volume. Aussi l'ai-je remplacé par un autre conducteur susceptible de prendre à volonté des dimensions beaucoup plus considérables en largeur.

Voici d'ailleurs le mécanisme de cet instrument.

Une tige d'acier mince aplatie, recourbée à l'une de ses extrémités comme l'instrument précédent se ter-

---

(1) Ce résultat que le raisonnement faisait espérer, l'expérience est venue le confirmer, et c'est en présence d'un nombreux concours de spectateurs que M. Dupuytren est parvenu à lier, à l'aide de notre conducteur, un polype de la base du crâne, qui avait échappé aux tentatives faites suivant la modification imaginée par notre vénérable professeur Dubois.

mine à l'autre par un simple élargissement, au lieu d'un manche. Cette tige supporte deux lames de même forme qu'elle, mais d'une largeur moitié moindre, de sorte que, réunies, elles recouvrent exactement la face supérieure sur laquelle elles sont appliquées.

Cet instrument présente donc une lame inférieure et deux lames supérieures, à chacune desquelles on peut considérer une partie horizontale, dont nous nommerons l'extrémité *labiale*, et une partie verticale que, par opposition, nous nommerons *pharyngienne*.

Disons de suite que cette dernière partie présente les dimensions et la forme que nous avons assignées à la partie verticale du premier conducteur, mais qu'elle est susceptible de prendre une largeur presque double par le fait du mécanisme que nous allons faire connaître.

Les deux lames supérieures excèdent de vingt lignes l'extrémité labiale de la tige inférieure. A quelques lignes de ce point elles sont traversées par une pointe rivée sur la face inférieure de la lame inférieure et sur leur face supérieure. Cette pointe est le pivot sur lequel elles tournent. Elles se terminent par un renflement traversé par une vis. Leur bord interne, celui par lequel elles se correspondent, est droit dans les cinq sixièmes de son étendue ; mais, arrivé là, il se dirige un peu en dehors, de sorte que cette dernière portion forme, à sa rencontre avec la première, un angle très-obtus. En d'autres termes, le bord interne de chaque tige supérieure, en contact avec son congénère dans les cinq sixièmes de son étendue, s'en écarte dans sa portion qui excède l'extrémité labiale de la tige inférieure. Il existe donc là un intervalle que l'on peut faire disparaître en tournant la vis ; mais on conçoit aisément que cet intervalle ne peut diminuer ou disparaître sans faire écarter l'extrémité pharyngienne de ces lames et lui donner une dimension assez considérable.

Ainsi donc, à l'aide de quelques tours de vis, dans un sens ou dans un autre, on peut donner à la portion verticale de l'instrument la largeur que l'on désire ; rien n'estplus simple que ce mécanisme, rien n'est plus facile que la manière de le mettre en jeu. Ce nouveau conducteur a sur le précédent l'immense avantage de pouvoir être appliqué à tous les polypes, quel que soit leur volume.

Ainsi se trouve levée la plus grande difficulté de l'opération, mais non la seule ; car il est une autre cause d'insuccès, et celle-là dépend de la disposition anatomique des parties.

Avec un peu de réflexion, on voit bientôt que le bord postérieur du plancher des fosses nasales qui sert de poulie de renvoi à la ligature, tant que l'anse du fil n'a pas encore dépassé le voile du palais, est beaucoup au-dessous du niveau du pédicule du polype, quand celui-ci naît de la base du crâne ; que les narines antérieures sont également beaucoup au-dessous de ce point ; qu'ainsi la ligature, arrivée sur le pédicule et tirée par l'ouverture antérieure des fosses nasales, représente une ligne oblique d'arrière en avant et de haut en bas, et qu'il résulte de cette direction donnée à la traction opérée sur le fil, que l'anse qu'il forme en arrière, alors qu'elle est portée sur la partie la plus élevée du polype, tend à descendre jusqu'au point où la traction devient directe d'arrière en avant.

Pour remédier à cette disposition, cause ignorée de beaucoup de vaines tentatives, et pour éviter d'ailleurs au malade la douleur que doit occasioner le fil en frottant sur le bord postérieur du plancher des fosses nasales, j'ai imaginé l'instrument suivant.

Une tige d'acier, longue de 3 pouces 10 lignes, large de deux lignes environ, est supportée par un manche à l'un de ses bouts, et terminée à l'autre par une courbure à angle droit.

La partie horizontale de cet instrument est longue de 6 pouces, le manche compris; elle présente une face inférieure aplatie et destinée à s'appuyer sur le plancher des fosses nasales; la face supérieure, au contraire, est arrondie et convexe.

La partie verticale a 7 lignes de hauteur; ses faces et ses bords n'ont rien de remarquable; ses extrémités, au contraire, offrent à considérer les choses suivantes: L'angle qui résulte de la jonction de l'extrémité inférieure avec la partie horizontale de l'instrument est mousse et arrondi, afin de ne point entamer les tissus sur lesquels il doit porter.

L'extrémité supérieure est terminée par un petit renflement aplati d'avant en arrière, et percé, dans le même sens, d'un trou destiné à donner passage aux deux bouts de la ligature.

Est-il besoin de dire que cet instrument est introduit par la narine antérieure, qu'il est porté jusqu'auprès du polype; que le sommet de sa partie verticale se trouve au niveau ou très-rapproché du pédicule; qu'ainsi la traction s'opère directement, que l'anse ne tend plus à descendre, et que le bord postérieur du plancher des fosses nasales se trouve à l'abri du frottement douloureux qu'il supportait, quand, par la méthode ordinaire, il servait de poulie de renvoi.

Cet instrument, tel que je viens de le décrire, a certainement de très-heureux effets; cependant il était susceptible de modifications importantes, et je vis qu'à l'aide d'un mécanisme très-simple on pouvait en former un serre-nœud qu'on laisserait à demeure dans la narine jusqu'à la chute du polype.

Cette seule modification offre un avantage immense: d'abord elle simplifie l'opération, puisqu'on n'a pas besoin de retirer l'instrument pour le remplacer par un serre-nœud: ensuite on n'est plus exposé à ramener l'obliquité des fils qu'on s'était efforcé de corriger dans le temps précédent.

Voici, du reste, quelles sont les modifications que j'ai apportées dans le mécanisme, et par suite dans les indications de cet instrument.

La tige d'acier n'est plus terminée par un manche: au lieu de cela, elle présente près de son extrémité horizontale une poulie à dents, susceptible d'être mise en mouvement à l'aide d'une clef qui lui sert d'axe, et qui se termine à droite par un aplatissement qui offre assez de prise aux doigts de l'opérateur pour lui imprimer un mouvement de rotation. Un ressort dont une des extrémités est fixée à celle même de la tige horizontale, et dont l'autre présente un bord qui vient appuyer sur les dents de la poulie, est disposé de telle façon, par rapport à ces dents, qu'il permet à la poulie de tourner dans un sens seulement, et met obstacle à tout mouvement rétrograde.

Cependant, comme il peut être nécessaire d'obtenir ce mouvement rétrograde, j'ai fait placer au-dessous du ressort une vis qui, traversant verticalement la branche horizontale de l'instrument, permet de le soulever, et de mouvoir la poulie dans le sens qu'on désire.

La tige horizontale, dont la longueur totale n'excède pas 3 pouces, offre une largeur de près de 4 lignes; à peu de distance de sa réunion avec la tige verticale, elle présente sur sa face supérieure un petit piton dont nous ferons connaître l'usage un peu plus tard.

La partie verticale offre toujours les mêmes dimensions que dans le précédent, mais son extrémité inférieure s'articule avec la partie horizontale, de manière à lui permettre de devenir parallèle à cette dernière, ce qui rend l'introduction de l'instrument beaucoup plus facile que lorsque l'angle droit était fixe et invariable.

Il est facile de deviner, d'après cette description succincte, que les fils passés par le trou qui existe à l'extrémité supérieure de la branche verticale, descendent le long de la face antérieure, s'engagent dans le piton qui se trouve sur la face supérieure de la branche horizontale; qu'ils longent cette même face, et viennent enfin se rendre à la poulie sur laquelle ils s'enroulent après avoir passé à travers un trou que leur présente sa partie moyenne.

Cela fait, il ne s'agit plus que de communiquer un mouvement de rotation à la poulie pour rétrécir l'anse du fil et étreindre le polype, ce qu'on peut faire avec toute la promptitude ou la lenteur désirables.

Ainsi donc le mécanisme de cet instrument est tel qu'il forme une poulie de renvoi qui tout à la fois préserve les fosses nasales des frottemens douloureux du fil, et rend la traction directe, tout en maintenant la ligature dans le plus haut point du polype.

Enfin il forme un véritable serre-nœud dont les effets peuvent être aussi bien gradués et calculés que ceux de tout autre.

Tels sont les instrumens que j'ai imaginés pour la ligature des polypes qui naissent de la base du crâne; ils peuvent se réduire à deux; le conducteur a plusieurs branches et le serre-nœud, les deux autres ne devant être considérés que comme des ébauches ou des idées premières.

Je les ai cependant décrits, car malgré leur simplicité, ils n'en constituent pas moins des instrumens utiles dans maintes circonstances. J'ai cru d'ailleurs me rendre plus facilement intelligible en procédant ainsi du simple au composé.

Depuis que j'ai tracé ces lignes, une nouvelle expérience publique est venue sanctionner l'utilité de mes instrumens. M. Dupuytren, voulant me donner occasion de la mettre dans toute son évidence, m'a proposé de faire moi-même l'application de mon procédé sur un polype de l'arrière-gorge que portait encore le malade, auquel il est parvenu à en lier un premier à l'aide de mon conducteur seul. J'acceptai, et je procédai à cette opération de la manière suivante.

Le malade assis sur une chaise ordinaire, et la tête fixée par un aide, j'introduisis une sonde de gomme élastique dans la narine droite, et je fus en chercher, avec le doigt indicateur de la main gauche, l'extrémité que je ramenai par la bouche. Je passai, à l'aide d'un stylet aiguillé, et je fixai dans les yeux de la sonde les fils de chanvre attachés eux-mêmes aux extrémités du fil d'argent, selon la méthode ordinaire. En retirant la sonde par la narine, j'amenai à cette ouverture le fil de chanvre, et puis les extrémités du fil d'argent, dont l'anse commençait alors à s'engager dans la bouche. Dans ce moment je portai le doigt indicateur de la main gauche dans le fond de la gorge, derrière le polype, et sur ce doigt je fis glisser mon conducteur à plusieurs branches. Le bord supérieur de la portion verticale vint s'appuyer à la base du crâne, et je m'assurai, et priai ensuite M. Dupuytren de constater, que l'instrument était bien entre la paroi postérieure du pharynx et le polype, chose indispensable au succès de l'opération.

M. Dupuytren constata ce fait, et après que j'eus donné dix-huit lignes de largeur environ à l'extrémité pharyngienne du conducteur, en faisant faire quelques tours à la vis qui traverse les extrémités labiales de ses lames supérieures, il eut encore la bonté de tenir le conducteur en place. J'introduisis alors mon serre-nœud le long du plancher de la narine droite, et au-dessous d'un autre polype qui remplissait cette cavité et ajoutait quelques difficultés à l'opération. Bien entendu que j'avais préalablement engagé les extrémités du fil d'argent dans l'ouverture de la partie verticale de l'instrument, et dans le piton qui se trouve à la face supérieure de sa partie horizontale. J'enfonçai donc le serre-nœud jusqu'au niveau du bord postérieur du plancher des fosses nasales, et je le confiai à un aide auquel je recommandai en même temps de tirer sur les extrémités du fil d'argent. Par le fait de ces tractions, la partie verticale du serre-nœud, qui, jusque-là avait été parallèle à la tige horizontale, se releva et exhaussa ainsi de toute sa hauteur la poulie de renvoi, à l'aide de laquelle les tractions étaient transmises à l'anse, qui dès-lors commença à cheminer le long de la face inférieure du conducteur.

J'aidai encore ce mouvement à l'aide du doigt indicateur de la main gauche, tandis que de la droite je maintenais le conducteur en place.

L'anse parvint enfin derrière le polype, et alors je la fis glisser sur son pédicule, en abaissant le manche de l'instrument, et rendant ainsi sa partie pharyngienne oblique de bas et haut, et d'avant en arrière.

Le polype fut saisi manifestement, puisque le fil cessa d'obéir aux tractions opérées sur ses extrémités.

J'engageai ces dernières dans le trou qui traverse la poulie, et je n'eus plus qu'à communiquer à celle-ci un mouvement de rotation pour exercer sur le polype la constriction convenable.

Cette opération fut moins longue, et au dire du malade moins douloureuse que celles qu'il avait subies précédemment; il est vrai que j'eus le bonheur de réussir la première fois, ce qui abrégea le temps et les douleurs de l'opération.

Depuis, j'ai, matin et soir, serré la ligature. Presque toujours il y a eu à ce moment un écoulement de sang par la bouche et la narine.

Le sixième jour, des portions du polype se détachèrent et furent gardées par le malade, qui les fit voir à beaucoup de personnes; il assurait en avoir avalé une plus grande portion qui lui pendait la veille dans l'arrière-gorge.

Le septième jour l'instrument fut ôté, l'anse avait franchi l'ouverture de la partie verticale du serre-nœud.

Un reste du polype tomba alors, et cette chute fut suivie de l'écoulement d'une assez grande quantité de sang.

Il est de toute évidence que le polypes que le malade avait dans l'arrière-gorge avait été saisi et coupé par la ligature ; c'est là tout ce qu'il nous importe de connaître.

Toutefois, je veux terminer ce petit ouvrage comme je l'ai commencé, c'est-à-dire, en rendant hommage à la bienveillance et à la générosité de M. Dupuytren. En homme jaloux des progrès de son art, en véritable ami de l'humanité, il a accueilli avec empressement une invention, qui, bien qu'utile, n'était point relevée par le nom modeste de son auteur.

FIN DU MEMOIRE.

EXPLICATION DE LA PLANCHE.

FIGURE Ire.

Conducteur à plusieurs branches fermé et vu de face.

AA. Branches supérieures.
BB. Branches inférieures.
CC. Pivots qui unissent les branches supérieures à l'inférieure et sur lesquels les branches supérieures se meuvent.
D. Vis qui traverse les extrémités labiales des branches supérieures et sert à les rapprocher.
E. Traverse qui croise les branches supérieures.
FF. Pointes rivées qui fixent cette traverse à la partie la plus large de la branche inférieure et bornent de chaque côté l'écartement de sbranches supérieures.
G. Traverse fixée à la branche inférieure par une pointe P qui traverse la partie moyenne et borne le rapprochement des branches supérieureures.
HH. Partie verticale de l'instrument vu en racourci ou de face.

FIGURE II.

HH. La même partie vue de côté.

FIGURE III.

Conducteur à plusieurs branches ouvert et vu de face.

AA, *BB*, *voyez* figure 1e.

Figure IV.

Instrument propre à corriger l'obliquité de la ligature, vu de côté.

AA. Branche horizontale.
BB. Manche qui la termine.
cc. Branche verticale.
D. Trou qui traverse son extrémité supérieure.

Figure V.

dd. Partie verticale du même instrument vue de face.

Figure VI.

Le même instrument, transformé en serre-nœud, vu de face.

AA. Partie horizontale de l'instrument.
B. Partie verticale.
cc. Articulation mobile qui unit ces deux parties.
D. Trou de la branche verticale traversé par la ligature *eeee.*
F. Piton formant poulie de renvoi, traversé par la ligature.
f. Le même, vu de face. (Figure VII.)
G. Poulie à dents, percée d'un trou *g* dans lequel s'engage la ligature.
H. Clef servant d'axe à la poulie et destinée à la mouvoir.
KK. Branches soudées aux bords de la partie horizontale, et traversées par l'axe de la poulie qu'elles soutiennent.
I. Ressort qui appuie par l'une de ses extrémités sur les

dents de la poulie, de manière à prévenir tout mouvement rétrograde.

i. Clou à vis qui fixe le ressort à l'extrémité de la tige horizontale.

JJ. Vis qui traverse verticalement la branche horizontale et sert à soulever le ressort.

Figures VIII et IX.

Le même instrument vu de côté.

Voyez, pour l'explication, les lettres ci-dessus.

FIN DE L'EXPLICATION DE LA PLANCHE.

Planche 1. Février 1829

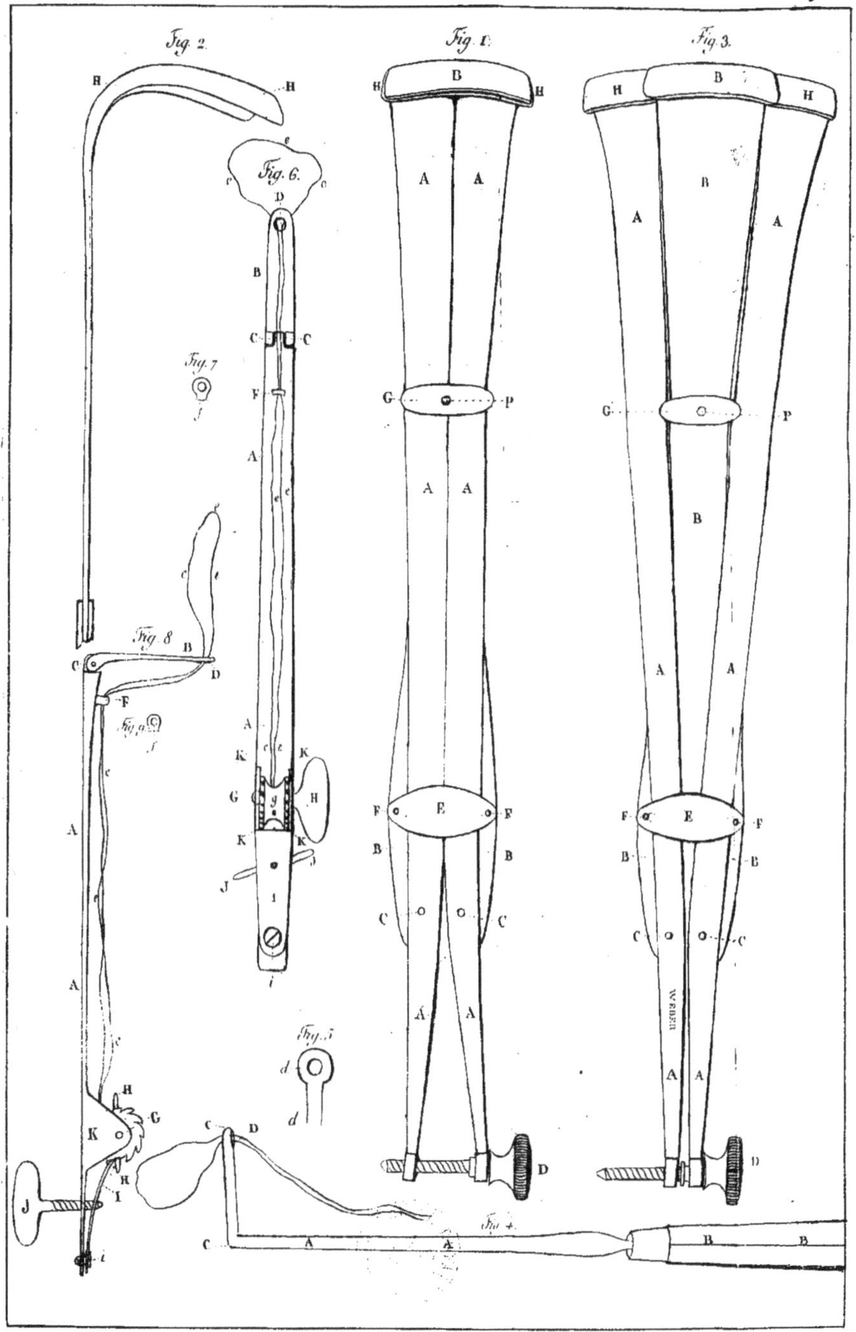

Instrumens du Docteur Felix Hatin propres à faciliter la ligature des polypes naissant de la base du crâne.

www.ingramcontent.com/pod-product-compliance
Lightning Source LLC
LaVergne TN
LVHW012015160826
845678LV00002B/842

* 9 7 8 2 3 2 9 6 6 7 2 1 8 *